AF402344

Docteur René LE FUR

ANCIEN INTERNE DES HOPITAUX DE PARIS

EX-CHIRURGIEN DE L'HOPITAL BRAN

TRAITEMENT DES BLENNORRHAGIES

REBELLES & RÉCIDIVANTES

INDICATIONS DE LA PROSTATECTOMIE

CHEZ LES PROSTATIQUES JEUNES

PATHOGÉNIE ET TRAITEMENT

DE

L'INCONTINENCE NOCTURNE D'URINE

Communications faites à l'Association française d'Urologie, Paris

BOURGES

IMPRIMERIE VVE TARDY-PIGELET ET FILS

15, RUE JOYEUSE, 15

1909

TRAITEMENT DES BLENNORRHAGIES
REBELLES ET RÉCIDIVANTES

PAR

Le Docteur René LE FUR

Ancien Interne des Hôpitaux de Paris

Ex-Chirurgien de l'Hôpital Péan

Tous les praticiens et spécialistes savent qu'il existe deux sortes de blennorrhagies : les unes légères, guérissant rapidement par toutes sortes de traitements (quelquefois même spontanément sans aucun traitement, bien qu'il faille se défier de ces soi-disant guérisons spontanées de la blennorrhagie qui ne sont souvent que des guérisons apparentes) ; les autres, rebelles, persistantes, récidivantes, qui font le désespoir du malade, du médecin et même du spécialiste, que l'on traite par les moyens les plus variés, et souvent sans le moindre succès ou avec un succès temporaire. Ce sont ces dernières variétés de blennorrhagies dont nous voulons nous occuper pour le moment, et pour lesquelles nous préconisons vivement une seule méthode de traitement, car seule elle nous a donné de beaux et constants résultats : c'est la *dilatation précoce et haute*, associée naturellement à la désinfection du canal par les procédés ordinaires (lavages ou instillations). Ce n'est pas aujourd'hui d'ailleurs que nous sommes un partisan convaincu des dilatations hautes et précoces dans le traitement de la blennorrhagie, nous les avons déjà conseillées à de nombreuses reprises il y a plusieurs années, à l'Association Française d'Urologie (Comptes Rendus de 1903, 1904, 1906) et à la *Société de Médecine de Paris* (1904). Voici ce que nous disions à cette dernière Société dans un mémoire lu le 26 novembre 1904 sur les *Complications et le Traitement de la Blennorrhagie chez l'homme* : « Nous ne sommes pas d'avis de prolonger trop longtemps les lavages de l'urèthre. Il y a intérêt, croyons-nous, à *associer de bonne heure la dilatation au lavage,* soit avec les Béniqué ordinaires suivis d'un lavage des deux urèthres, soit plutôt avec les dilatateurs de Kollman modifiés par Franck. Nous atteignons toujours des chiffres élevés avec ces instruments : 30 à 35 filière Charrière et 60 Béniqué au moins, s'il s'agit de Béniqué simple. Les instillations seront employées tardivement pour éviter les reprises, de préférence après la dilatation. En cas de rétrécissement de l'urèthre, surtout s'il y a des folliculites, périfolliculites ou abcès périuréthraux concomitants, ou bien s'il existe de la prostatite, les hautes dilatations s'imposent encore plus, si possible... Nous ne saurions assez le répéter : il n'y a pas, dans l'immense majorité des cas, de guérison spontanée ou médicale de la blennorrhagie : il s'agit là d'une *guérison apparente* et non réelle, pouvant être pour l'avenir une source de complications redoutables. Nous comparons volontiers l'urèthre blennorrhagique entouré de son système glandulaire, malgré ce que cette comparaison a de peu scientifique, à une éponge qu'on aurait trempée dans du pus : il ne suffit pas que le pus ne dégoutte plus de l'éponge pour qu'on puisse affirmer que celle-ci n'en contient plus ; il faut encore que l'expression de l'éponge n'en ramène plus aucune trace. C'est pourquoi, nous séparant même de certains spécialistes à ce point de vue, dans tous les cas de blennorrhagie que nous soignons, nous faisons systématiquement suivre les lavages de l'urèthre de *hautes dilatations* avec ou sans instillations, de *massages de la prostate* qui ont pour but cette expression de la muqueuse encore enflammée dans ses parties profondes nous estimons que c'est seulement alors que l'on a le droit de parler de guérison définitive. »

Voilà ce que nous affirmions en 1904, et après quatre nouvelles années de pratique qui ont encore accru notre expérience à ce point de vue, nous croyons n'avoir rien à retrancher à ces principes thérapeutiques que nous pouvons résumer d'un mot : *nécessité absolue de la dilatation à la fin du traitement de toute blennorrhagie.*

Mais si ces principes sont applicables à toute blennorrhagie, même bénigne, combien sont-ils plus nécessaires dans les traitements des blennorrhagies rebelles et récidivantes, si on veut en obtenir la guérison ! Nous ne craignons pas de dire qu'ici la guérison s'obtiendra à ce prix seulement.

Un mot d'étiologie nous en fera d'abord comprendre facilement la raison. Nous examinerons donc successivement les deux points suivants :

I. *Quelles sont les causes des blennorrhagies rebelles et récidivantes ?*

II. *Comment faut-il traiter ces blennorrhagies pour les guérir ?*

I. Quelles sont les causes des blennorrhagies rebelles et récidivantes ? — Elles sont fort nombreuses, mais nous pouvons les réduire à trois ordres : 1° *l'infection glandulaire* ; 2° *les modifications de calibre du canal* ; 3° *les malformations.* Etudions-les successivement.

1° *Infection glandulaire.* — L'on sait comment cette complication, si fréquente dans le cours de la blennorrhagie, qu'on doit la considérer comme une phase normale de cette affection, survient vers la deuxième semaine environ, est souvent provoquée par une thérapeutique défectueuse (injections, lavages mal faits, à trop forte pression ou trop irritants, abus des balsamiques, etc.) et peut présenter des localisations et degrés divers :

a) *Les folliculites, glandulites ou adénites* sont caractérisées par l'inflammation des milliers de petites glandes de l'urèthre antérieur, la première en date, cette inflammation pouvant se propager dans l'épaisseur même de la muqueuse et du corps spongieux, donnant alors naissance aux périfolliculites et périadénites, toujours si rebelles au traitement. Ces folliculites, glandulites et adénites souvent se compliquent de *périfolliculites, périglandulites* et *périadénites* qui peuvent aboutir, soit spontanément, soit après incision, à l'*abcès périuréthral* et qui sont le point de départ des inoculations fréquentes du canal.

b) *Les littrites, la cowpérite :* inflammation des glandes de Littré situées dans la portion membraneuse de l'urèthre, ou des glandes de Cowper enfermées dans l'épaisseur de l'aponévrose périnéale moyenne et dont le long conduit excréteur vient s'ouvrir en avant du cul-de-sac du bulbe.

c) Enfin *la prostatite*, caractérisée par l'inflammation de la glande la plus grosse et la plus importante de tout l'urèthre, située au carrefour génito-urinaire ; cette complication, qui est une des plus fréquentes et des plus rebelles de la blennorrhagie. survenant ordinairement dès la deuxième ou troisième semaine, quelquefois même plus tôt, mérite toute l'attention du praticien, car c'est elle qui explique dans bien des cas et entretient indéfiniment ces uréthrites rebelles, gouttes militaires, etc. Nous y avons insisté à de nombreuses reprises dans des publications antérieures, et nous ne pouvons que prier le lecteur de s'y reporter [1].

En somme *l'infection glandulaire*, d'origine gonococcique presque toujours, mais qui peut être aussi due à d'autres microbes (diplocoques, staphylocoques, etc.), au déclin de la blennorrhagie, ou même dans les uréthrites infectieuses non gonococciques, cette infection dans la blennorrhagie se propage *d'abord en surface,* d'avant en arrière, atteignant d'abord les petites glandes de l'urèthre antérieur, puis les glandes de Littré, et de Cowper, enfin la prostate, *puis en épaisseur,* dans la paroi même de l'urèthre et dans les tissus périuréthraux (corps spongieux et corps caverneux), donnant alors naissance à des *périfolliculites* ou *périadénites,* se présentant sous la forme de noyaux indurés, souvent très éloignés de la surface de la muqueuse, et finissant même parfois par perdre toute communication avec l'urèthre, — au moins temporairement, parfois définitivement. — Ce sont ces infections en épaisseur, glandulaires et périglandulaires, avec obstruction temporaire de l'orifice excréteur des glandes, qui expliquent ces blennorrhagies récidivantes, qu'on pourrait

1. R. Le Fur. — Des prostatites chroniques et de leur traitement (Assoc. franç. d'Urologie (1902).— Complications et traitementd de la blennorrhagie chez l'homme. (Soc. de médecine de Paris, novembre 1901 et *Progrès médical,* décembre 1901.)

presque appeler *périodiques* et qu'on voit réapparaître sous l'influence d'écarts de régime, de coït, d'une exploration ou d'un traitement du intrauréthral quelconque. La blennorrhagie était guérie *en apparence, en surface* encore pourrait-on dire, car la surface de la muqueuse uréthrale se trouvait désinfectée ; mais l'infection gonococcique persistait encore *en épaisseur dans le système glandulaire,* dans l'intérieur des glandes : elle restait insidieuse, cachée, *tapie dans ses repaires glandulaires,* et l'on conçoit toute l'importance de ces infections dissimulées tan   point de vue de la guérison définitive que de la c   agion et du mariage.

Si l'infection persiste longtemps, dans l'appareil glandulaire antérieur, elle finit par entraîner une sclérose avoisinante, d'où la production de noyaux ou d'infiltrations parfois très dures, situées dans l'épaisseur du corps spongieux, que l'on peut sentir en palpant attentivement la verge. Si l'infection a envahi la prostate et qu'elle y reste longtemps cantonnée, elle peut donner naissance à cette variété de prostatites chroniques dures, sclérosées, qui s'accompagnent souvent de prostatisme précoce (Voir nos observations de *Prostatiques jeunes*).

2° *Modifications de calibre.* — Celles-ci sont constituées soit par des *rétrécissements congénitaux* (méat étroit bride congénitale), soit par des *rétrécissements acquis* à la suite de blennorrhagies antérieures, ou de traumatismes.

a) *Méat étroit.* — Cette malformation, car c'en est une, congénitale la plupart du temps, parfois consécutive à un chancre ou ulcération du méat, est une cause fréquente et *importante* à notre avis, de persistance de la blennorrhagie. Autrefois, dans les premiers temps de notre pratique, et convaincu que l'on ne pouvait sans danger sectionner un méat étroit au cours d'une blennorrhagie, nous nous contentions, de faire des lavages de l'urèthre ou des instillations, et nous nous obstinions dans cette méthode de traitement, jusqu'à ce que le gonocoque ait disparu des sécrétions uréthrales : nous étions souvent obligé d'attendre fort longtemps ; parfois, il nous fallait cependant arriver à la section du méat, avant que la dernière trace de gonocoques eût disparu. Mais, dans tous les cas, nous avions fait perdre un temps précieux à notre malade. Maintenant, dès que nous nous trouvons en face d'un méat notablement étroit, nous le sectionnons systématiquement, quelle que soit la période de la blennorrhagie, aiguë ou chronique. Cette section faite avec les précautions que nous allons indiquer tout à l'heure n'offre aucun danger ; et nous avons toujours remarqué qu'elle hâtait la guérison de la blennorrhagie dans des proportions considérables.

b) *Rétrécissement congénital.* — Ce rétrécissement qui constitue, comme le méat étroit, une malformation congénitale, peut se présenter sous la forme de bride, anneau ou diaphragme. Il passe très souvent inaperçu et explique souvent des blennorrhagies rebelles, car derrière le rétrécissement, les sécrétions microbiennes stagnent et entraînent souvent de l'ulcération ou de l'inflammation de la muqueuse. Or comme rien, sinon l'exploration, ne peut révéler un rétrécissement congénital, on conçoit la nécessité de toujours se rendre compte du calibre d'un canal atteint de blennorrhagie, quand bien même n'auraient jamais existé de blennorrhagies antérieures.

c) *Rétrécissements acquis.* — Ceux-ci sont de deux sortes :

1° *Les rétrécissements blennorrhagiques étroits,* dus le plus souvent à des érosions ou ulcérations d'une muqueuse qui suppure, parfois uniques, ordinairement multiples, en chapelet, constituent des conditions merveilleuses pour la propagation et la persistance de toute nouvelle infection blennorrhagique : entre ces anneaux multiples le gonocoque trouve de véritables étangs muqueux, des lacunes merveilleusement propices à sa pullulation, tel un canal divisé en plusieurs biefs ou réservoirs. — Ce sont là de véritables repaires qu'il nous semble impossible de désinfecter tant qu'une modification de calibre n'aura pas été obtenue par une dilatation, ou même dans les cas de rétrécissements trop durs, par une opération.

2° *Les rétrécissements larges.* — Cette variété de rétrécissements due à une suppuration en surface prolongée de la muqueuse, qui ne donne naissance à aucun trouble apparent, si souvent méprisée et à tort par le malade et par le médecin, est encore une des causes fréquentes des blennorrhagies rebelles ou récidivantes. Nous entendons par rétrécissements larges tous ceux qui laissent passer au moins un explorateur à boule olivaire n° 18. Mais il faut savoir, notamment dans les urèthres naturellement larges, ne pas se contenter de ce chiffre, et il nous est arrivé souvent de découvrir des rétrécissements larges seulement avec une boule n° 24 ou 25. En moyenne on doit passer une boule n° 23 dans tout canal *sans le faire saigner*.

Quand une boule n° 23 dans un canal moyen ne passe pas, ou passe avec peine, où est accrochée au retour, ou fait saigner le canal, on peut affirmer qu'il y a rétrécissement large, et dans le cas où il existe une blennorrhagie rebelle, qu'elle est entretenue par le rétrécissement large.

Il suffit de le dilater pour voir souvent disparaître une infection gonococcique persistante et rebelle à tous les traitements. Les rétrécissements larges peuvent être dus à une blennorrhagie ancienne qui n'a jamais été complètement guérie, et qui traine depuis des mois ou des années. Mais il faut savoir aussi qu'ils surviennent parfois d'une *façon précoce* dans des blennorrhagies récentes, celles précisément qui résistent au traitement usuel et refusent de guérir. Il nous est arrivé souvent de constater des portions du canal notablement infiltrées et diminuées de calibre, c'est-à-dire atteintes de rétrécissements larges, chez des malades qui étaient à la quatrième ou cinquième semaine de leur première blennorrhagie. C'est surtout dans la partie antérieure ou moyenne de la région pénienne, au niveau de la racine des bourses, de la région du bulbe que l'on constate ces rétrécissements larges. Des dilatations appropriées suivies de lavages sont la seule façon de supprimer l'infection blennorrhagique du canal, en même temps qu'elles permettent de guérir l'amorce de rétrécissement existant déjà.

3° *Les rétrécissements cylindriques* de tout le canal, dus à l'uréthrite interstitielle chronique [1] avec sclérose ayant pénétré toute l'épaisseur de la paroi uréthrale, transforment le canal en tuyau de pipe, et lui enlèvent toute souplesse et élasticité.

4° *Les rétrécissements cicatriciels*, par cela même qu'ils sont uniques, mais durs et épais, permettent de comprendre comment chez les malades qui en sont atteints, les blennorrhagies sont parfois très longues et rebelles au traitement. Nous en avons observé quelques cas très caractéristiques : l'infection n'a cédé qu'à la section du rétrécissement ou à la dilatation sous chloroforme

5° *Les malformations congénitales*. — En dehors du méat étroit et du rétrécissement congénital en bride, anneau ou diaphragme que nous avons déjà étudiés et qui méritent bien d'entrer dans la classe des malformations congénitales, nous pouvons encore citer :

a) *Les trajets anormaux*. — Ceux-ci peuvent siéger dans tous les points du canal, mais une des régions de prédilection est la région voisine du méat ; on voit souvent à ce niveau de petites fistules borgnes internes, ou même complètes, dont le malade ignore l'existence avant la blennorrhagie, mais que celle-ci se charge de révéler en les infectant et en en faisant le point de départ de réinoculations perpétuelles. Seule la destruction complète de ces trajets ou galvanocautère peut permettre d'obtenir la guérison de l'infection gonococcique. Nous avons des observations très probantes à ce point de vue.

b) *Les sinus ou valvules anormaux*. — Normalement, l'urèthre est tapissé de valvules ou lacunes, les *lacunes de Morgagni* situées sur la paroi supérieure du canal, se divisant en deux sortes : les *grandes ou foraminula*, av

---

1. R. Le Fur. Des uréthrites interstitielles chroniques (*Assoc. franç. d'Urologie*, Paris, 1905),

nombre d'une douzaine, occupant la ligne médiane de la paroi supérieure ; les *petites ou foraminula*, formant sur cette paroi supérieure deux rangées parrallèles à celle des grandes lacunes. Toutes ces lacunes au lieu de se diriger perpendiculairement à la muqueuse, comme les glandes, sont au contraire presque parallèles à l'axe du canal, leur paroi supérieure étant formée par la paroi même du canal et la paroi inférieure par un repli muqueux ; l'orifice de ces lacunes regarde en avant. Outre ces lacunes, il existe à 1 ou 2 centimètres en arrière du méat, un sinus, le *sinus de Guérin*, plus grand que les lacunes de Morgagni, et dans lequel certains auteurs ont voulu voir une lacune plus grande. Mais il existe une différence fondamentale entre ces cavités, car tandis que les lacunes de Morgagni sont tapissées par un épithélium cylindrique, comme des glandes uréthrales, le sinus de Guérin est recouvert d'un épithélium pavimenteux stratifié comme l'urèthre, et représente sans doute un vestige de l'urèthre embryonnaire. Les lacunes de Morgagni ont ordinairement 8 à 10 millimètres de profondeur, le sinus de Guérin est un peu moins profond (6 à 8 mm.), mais notablement plus large. Dans certains cas relevant de la classe des malformations congénitales, on constate des lacunes très développées, dont la profondeur dépasse 20 à 30 millimètres. Parfois aussi toute la surface est tapissée de ces lacunes et de ces sinus, au point que la surface de l'urèthre apparaît comme percée de multiples orifices, ressemblant à un véritable tamis.

On conçoit que de pareilles conditions sont éminemment favorables à une infection blennorrhagique précoce et rebelle, et qu'elles peuvent expliquer de nombreuses récidives de la blennorrhagie. Souvent dans ces cas, la guérison ne s'obtient qu'en sectionnant la valvule, ou le sinus qui forme une véritable hotte, ou cavité en nid d'hirondelle, ce qui permet de laver ou de cautériser la muqueuse à plat.

c) *L'hypospadias* non seulement favorise l'apparition de la blennorrhagie, mais aussi une fois que celle-ci est installée, il l'entretient d'une façon souvent prolongée, ce qui est dû sans doute aux autres malformations congénitales (valvules, trajets anormaux, rétrécissements congénitaux) qui accompagnent souvent l'hypospadias.

Comment reconnaître les différentes lésions que nous venons d'étudier : *infections glandulaires, modifications du calibre, malformations congénitales*, dont l'existence explique les blennorrhagies rebelles ou récidivantes ?

Il faudra faire *l'exploration soigneuse de l'urèthre*, avec un explorateur à boule olivaire n° 23 ou 24 qu'on pourra remplacer par un plus petit numéro, si le premier ne passe pas. Cette exploration révèlera soit un méat étroit qui sera facilement reconnu par l'examen direct, soit un rétrécissement congénital en bride ou diaphragme, soit un rétrécissement blennorrhagique, à anneaux nombreux en chapelet, durs et serrés, avec ressauts multiples de la boule, soit un rétrécissement large occupant une assez grande surface de la muqueuse, celle-ci saignant par le passage de la boule, soit un rétrécissement cylindrique consécutif à une uréthrite interstitielle chronique, soit enfin un rétrécissement cicatriciel unique, dur et serré, dû à un traumatisme antérieur ou à une rupture de l'urèthre.

Il ne faudra ensuite jamais négliger de procéder à la *palpation attentive de la verge et du canal dilaté* sur Béniqué, de façon à ce qu'on puisse sentir les lésions sur un plan résistant : ainsi seront reconnues des lésions glandulaires périuréthrales (folliculites et périfolliculites) qui risquent souvent de passer inaperçues, et qu'on néglige bien à tort, car c'est là une des causes les plus fréquentes de la persistance des blennorrhagies. Le massage de l'urèthre sur Béniqué permettra d'obtenir l'évacuation de certaines glandes infectées. Dernièrement, nous avons eu l'occasion d'observer un cas très caractéristique ; la verge était farcie de petits noyaux indurés gros comme des pois, constitués par des glandes périuréthrales enflammées et sclérosées.

Il ne suffira pas de rechercher et de dépister l'infection glandulaire ou périglandulaire dans l'urèthre antérieur seulement — il faudra la rechercher attentivement aussi *dans l'urèthre profond* — soit au niveau des glandes de Cowper, soit surtout au niveau de la prostate : le *toucher rectal* devra être minutieusement pratiqué, et permettra de se rendre compte de l'état de la glande ; il révèlera ainsi, soit une protastite molle, avec gros volume de la prostate, soit une prostatite segmentaire dure et scléreuse avec périprostatite ; il permettra parfois de reconnaître un ou plusieurs petits abcès de la prostate qui, se vidant dans l'urèthre, réinoculaient celui-ci d'une façon périodique.

Certaines lésions, telles qu'une valvule, une lacune, un sinus anormalement développé, un trajet anormal, ne pourront guère être décelées que par *l'uréthroscopie*.

Une objection vient ici tout naturellement à l'esprit. N'est-il pas dangereux, téméraire tout au moins, d'introduire des instruments et de faire une exploration dans un canal encore infecté par le gonocoque ? Nous répondrons hardiment *non*, à une condition toutefois, c'est que l'exploration ou l'introduction instrumentale soient précédées d'un grand lavage uréthrovésical désinfectant (permanganate ou oxycyanure à 1/4000 ou 1/2000. N'oublions pas qu'il s'agit ici de blennorrhagies persistantes et rebelles, c'est-à-dire le plus souvent anciennes, alors que le gonocoque a perdu une grande partie de sa virulence. Mais nous avons pratiqué ces explorations sans inconvénient même dans des blennorrhagies récentes, après les précautions que nous venons d'indiquer.

II. Comment faut-il traiter les blennorrhagies rebelles et récidivantes pour les guérir ? — Nous l'avons déjà dit, le seul traitement véritable et efficace de ces blennorrhagies rebelles et récidivantes, c'est la DILATATION, pratiquée sous ses différentes formes, car seule elle guérit les rétrécissements de toute nature, les infections glandulaires et la prostatite, que nous avons vu être les causes habituelles de ces blennorrhagies.

Il est remarquable en effet de voir un traitement unique comme la dilatation répondre à toutes les indications thé-

rapeutiques de ces blennorrhagies, qu'il s'agisse de rétrécissements ou d'infections glandulaires. Nous sommes
depuis longtemps convaincu que *la dilatation est un des
traitements les plus efficaces de toutes les lésions du canal
et de l'appareil glandulaire de l'urèthre* et nous avons
l'habitude de dire que si, par impossible, il fallait choisir
un seul moyen de traitement dans l'arsenal thérapeutique
uréthral pourtant si riche en procédés, ce serait sans hési-
ter la dilatation qu'il faudrait conserver. C'est que la
dilatation, en même temps qu'elle agrandit le calibre du
canal en lui rendant sa souplesse, et en lui faisant retrouver des conditions normales d'évacuation, combat l'infection glandulaire en favorisant l'évacuation des glandes et
l'expression de la muqueuse. C'est même souvent en obte-
nant ce dernier résultat que la dilatation combat en même
temps le rétrécissement, car quand la muqueuse uréthrale,
nous devrions dire plutôt la paroi uréthrale, épaissie et
engorgée par l'infection, vient à se vider et à évacuer son
contenu, elle diminue d'épaisseur, et c'est le canal qui
gagne en calibre tout ce que la muqueuse perd en épaisseur.

Cette action *d'évacuation mécanique, suivie d'une action
dynamique de vitalisation des tissus enflammés*, permet de
comprendre comment, avec la méthode thérapeutique de
la dilatation, on peut obtenir la désinfection du canal,
d'abord, la cicatrisation de toutes ses lésions ensuite. C'est
donc par *massage uréthral* que la dilatation agit dans ces
cas de blennorrhagies rebelles ; aussi conçoit-on facilement
qu'il est nécessaire de lui adjoindre le *massage de la prostate* par le rectum, quand il existe de la prostatite, et le
massage de l'urèthre sur Béniqué, quand l'infection glandulaire a envahi toute la paroi uréthrale et qu'elle l'a
même dépassée pour envahir le tissu spongieux (périfolliculites et périadénites).

Nous allons maintenant examiner successivement :

1° La technique de la dilatation dans les cas de blennorrhagies rebelles et récidivantes : a) *quand il convient de la
faire ?* b) *Comment il faut la pratiquer ?*

2° *Les indications de l'uréthroscopie.*

3° *Les résultats obtenus* par cette méthode thérapeutique de la dilatation.

I. Technique de la dilatation dans les blennorrhagies rebelles et récidivantes.

1° *Quand faut-il la faire ?* A notre avis, on la commence beaucoup trop tard, et c'est là que nous nous séparons de ceux qui préconisent bien les dilatations dans les vieilles uréthrites chroniques, mais seulement quand le gonocoque a complètement disparu des sécrétions uréthrales.

Nous avons déjà dit au début de cette étude qu'on prolongeait beaucoup trop l'emploi des lavages dans le traitement de la blennorrhagie. Nous connaissons des malades, des médecins même, qui ont continué des lavages de l'urèthre pendant des mois et des années même : biquotidiens d'abord, puis quotidiens, et enfin trihebdomadaires.

C'est là une erreur profondément regrettable. Le lavage de l'urèthre est une bonne méthode, mais à la condition qu'on n'en prolonge pas trop longtemps l'emploi, et qu'on lui associe rapidement la dilatation. Il est facile de comprendre comment des lavages répétés de l'urèthre deviennent rapidement inutiles et même nuisibles ; inutiles, car le lavage ne peut que guérir les lésions en surface de la muqueuse, mais est impuissant à tuer le gonocoque tapi dans ses repaires et à faire disparaître les lésions profondes qui entretiennent les blennorrhagies rebelles : infections glandulaires et périglandulaires, rétrécissements, malformations congénitales ; nuisibles, car le lavage finit par irriter chimiquement l'urèthre et l'appareil glandulaire, provoquant ces hypersécrétions glandulaires et ces uréthrites aseptiques parfois fort rebelles. Là où il faut obtenir une vitalisation de l'épithélium uréthral ou glandulaire, et des tissus uréthraux, qui doit conduire à la cicatrisation définitive, l'on conçoit facilement que le lavage ne peut plus rien, alors que la dilatation, agissant dynamiquement et vitalement pour ainsi dire sur des tissus devenus moins résistants, peut les tonifier, régulariser leur circulation, faciliter leur lutte contre les microbes envahisseurs, devenus eux-mêmes moins virulents, et remporter sur eux la victoire définitive. Car quand il s'agit de blennorrhagies anciennes et rebelles, on a trop de tendance à perdre de vue le terrain et les tissus pour ne considérer que le gonocoque. Il faut bien savoir qu'ici comme partout, plus encore peut-être ici que dans les autres infections, on ne saurait négliger le terrain représenté par l'état général, et la défense locale des tissus à l'infection : en l'espèce, l'épithélium uréthral, et le chorion de la muqueuse qu'on pourrait appeler la matrice génératrice de l'épithélium. Si l'épithélium se défend mal, si la couche productrice d'épithélium est mal nourrie et produit un épithélium faible, peu résistant, ou n'en produit pas assez, ce qui survient dans les inflammations chroniques et les rétrécissements où la circulation est défectueuse, si la muqueuse est sujette aux poussées congestives comme chez les arthritiques, ou si l'appareil glandulaire est très développé comme chez les lymphatiques, si d'un autre côté le gonocoque trouve des irrégularités de la muqueuse (lacunes, valvules, sinus, malformations congénitales) des points rétrécis dans un canal, des glandes déjà malades, ce sont là des conditions très favorables, peut-on affirmer d'avance, à la pullulation rapide du microbe, à sa localisation dans des repaires difficilement accessibles, à la victoire locale du gonocoque sur les leucocytes et les tissus, en un mot à l'installation d'une blennorrhagie persistante et rebelle. Nous en avons dit assez pour montrer comment la dilatation, dans tous ces cas, constitue une méthode thérapeutique de premier ordre, très efficace contre le microbe qui se cache, s'infiltre ou se terre, et contre les tissus qui se défendent mal.

Mais à quel moment commencer la dilatation dans ces blennorrhagies rebelles? *De très bonne heure*, pensons-nous.

Dès le quinzième ou vingtième jour, dès que le malade ne souffre plus beaucoup en urinant, et surtout quand nous constatons que le lavage n'a plus grande action sur l'écoulement, nous sommes d'avis de commencer la dilatation, avant même les instillations qui ramènent bien souvent des rechutes et récidives de l'infection gonococcique, mais à condition d'observer certaines précautions qui rendent la dilatation inoffensive, même en pleine infection gonococcique.

2° *Comment faut-il la faire?* — Deux conditions doivent être remplies pour que la dilatation précoce puisse être employée sans danger dans le cours de la blennorrhagie :

a) *Elle doit toujours être associée au lavage de l'urèthre.* — Le premier lavage, et l'un des meilleurs que l'on doit imposer au malade à qui l'on veut faire subir ce traitement, c'est le lavage physiologique de la miction, surtout quand celui-ci, se trouvant au régime lacté, prenant en outre de l'eau de Vittel, de l'urotropine ou de l'uraseptine, la quantité d'urine admise est toujours abondante. Il faut ensuite pratiquer un lavage uréthro-vésical désinfectant (un demi-litre de permanganate ou d'oxycyanure à 1/2000). Avant que le malade n'ait uriné le liquide du lavage, on procède à la dilatation faite soit avec les bougies olivaires, soit avec les Béniqué, dont on augmente prudemment et progressivement le calibre à chaque séance, puis le malade rend le liquide du lavage introduit dans la vessie, et ainsi a lieu un dernier lavage entraînant tout ce que la dilatation a pu faire sortir de la muqueuse, des glandes ou des lacunes. Il faut que le liquide introduit dans la vessie soit assez abondant (3 à 400 grammes au moins) pour que le lavage de retour soit efficace, et entraîne mécaniquement tout ce qui se trouve déposé sur la muqueuse uréthrale (pus, microbes, etc.).

b) *La dilatation doit toujours être prudente et se faire à frottement doux.* — Si ce principe doit être constamment appliqué dans toute manœuvre de dilatation, il est ici plus nécessaire que jamais, la bougie ne doit jamais forcer, entrer, et sortir très librement. Elle a surtout pour but de déboucher les orifices glandulaires et d'exprimer le contenu des glandes ou des lacunes. On peut augmenter le calibre des bougies d'un numéro à chaque séance. Après les trois ou quatre premières séances, on peut monter de deux numéros à chaque fois. Il est préférable au début de faire seulement la dilatation de l'urèthre antérieur, si l'on suppose qu'il s'agit surtout de lésions antérieures, et que l'on ne constate pas de prostatite marquée. Mais il ne faut jamais s'en tenir là, et dès la troisième ou quatrième séance, immédiatement même s'il existe de l'uréthrite profonde et de la prostatite, il faut pratiquer la dilatation totale de l'urèthre associée au massage de la prostate, toujours avec lavage uréthro-vésical concomittant. La dilatation, à la condition d'être progressive et prudente, doit pouvoir monter très haut : certains canaux, en effet, sont très larges et acceptent parfaitement le numéro 60. D'autres ne peuvent être dilatés qu'au 50. Tout cela est individuel.

Cette méthode est tellement inoffensive que dans certains cas de méat étroit, de rétrécissement congénital ou acquis de l'urèthre, nous l'avons employée dès les premiers jours de la blennorrhagie pour ainsi dire, et cela sans inconvénient, à condition de ne passer que des bougies de petit calibre. Telle est, à notre avis, la meilleure méthode de dilatation associée au lavage de l'urèthre, celle qui est aussi la plus pratique, puisqu'on a toujours à sa disposition des bougies olivaires ou des Béniqué. Nous avons moins de confiance dans les dilatateurs-laveurs dont on a construit plusieurs modèles et auxquels on peut reprocher de laver mal : ce sont ordinairement des Béniqué percés de trous circulaires ou allongés, mais le liquide qui sort par ces trous a peu de pression et de force, sans compter que le pus et les sécrétions uréthrales finissent souvent par obturer ces orifices.

Nous faisons une exception cependant pour les *dilatateurs-laveurs de Kollemann*, modifiés par Frank, et que nous avons même légèrement transformés. Nous les avons souvent employés, non seulement dans les uréthrites chroniques aseptiques ou infectées, mais même aussi dans les uréthrites gonococciques subaiguës, quand elles sont compliquées, par exemple, de méat étroit, de rétrécissement acquis ou surtout congénital, et que pour une raison ou une autre on ne veuille pas faire de section. Dans ces cas, en effet, l'instrument fermé étant d'un petit calibre, peut être introduit dans tous les urèthres, et on l'ouvre alors très doucement et progressivement, en même temps que l'on fait un lavage au permanganate ou à l'oxycyanure a 1/4000.

L'instrument courant représente, étant fermé, un calibre égal au n° 40 de la filière des Béniqué. Mais il est facile d'en obtenir ou d'en faire construire de plus petits (n° 30, par exemple) qui pénètrent facilement dans tous les canaux même rétrécis, surtout étant donné qu'on ne doit se servir de cet instrument qu'après avoir passé quelques bougies olivaires.

Il nous est arrivé de nous servir de cet instrument en pleine infection gonococcique, à la fin de la période aiguë, notamment dans le cas de méat étroit, et de guérir rapidement de pareils cas.

Le seul reproche à faire à ces dilatateurs, comme d'ailleurs à tous les dilatateurs-laveurs, est que les orifices se bouchent facilement, et que le lavage devient dès lors illusoire.

Certaines des causes qui entretiennent les blennorrhagies rebelles doivent être l'objet de traitements particuliers.

Ainsi le *méat étroit* nécessite presque toujours l'incision du méat. Il est préférable, en pleine infection gonococcique, de ne pas la faire au bistouri afin d'empêcher la pénétration du gonocoque dans le sang (ce qui n'est peut-être d'ailleurs qu'une idée théorique) et de la pratiquer au galvanocautère, avec un couteau galvanique porté au rouge sombre, et après avoir écarté les lèvres du méat avec un instrument approprié, pour éviter toute brûlure de ces lèvres. La section porte sur la partie inférieure près du frein. Il faut savoir qu'il existe souvent un autre point rétréci à un centimètre en arrière du méat.

De même, tout *rétrécissement congénital ou acquis*, qui ne se laisse pas dilater au cours d'une blennorrhagie, suffisamment pour faire disparaître l'infection gonococcique, doit être sectionné soit à la lame tranchante, soit plutôt à l'électrolyse linéaire ou mieux circulaire : c'est là le triomphe de cette méthode qui ne fait pas saigner, et ne laisse pas de plaie, porte d'entrée dont pourrait profiter le gonocoque.

Au cas d'*infection glandulaire*, il faudra pratiquer les hautes dilatations (aux Béniqué de 50 à 60), ou avec les Kollmann (de 50 à 70), les *massages sur dilatation*, avec un Béniqué introduit dans le canal, et sur lequel on exprime les noyaux périuréthraux indurés ; ces massages devront être précédés ou suivis d'un lavage uréthro-vésical, et être pratiqués avec beaucoup de prudence. Si les glandes de Cowper ou la prostate sont enflammées, il faudra en pratiquer régulièrement le *massage* avec lavage de l'urèthre concomitant. Enfin, dans les cas d'infection glandulaire rebelle, on pourra recourir aux pansements à demeure antiseptiques dans le canal.

II. Indications de l'uréthroscopie. — Celles-ci sont faites des insuccès ou des abus de la *dilatation*. Nous estimons qu'après avoir employé la dilatation pendant un certain temps, et avoir obtenu des dilatations élevées, si l'infection gonococcique persiste encore, l'uréthroscopie doit être employée. Elle montrera souvent une *malformation congénitale* (anneau, diaphragme, valvule, sinus, lacune) ou un *trajet anormal* qu'il faudra détruire sous le contrôle de la vue. Il sera nécessaire parfois de sectionner au galvanocautère une valvule ou membrane constituant un puits ou un sinus où se tapit le gonocoque ; d'autres fois il faudra enfoncer une pointe de galvanocautère assez profondément dans un trajet anormal : nous insistons surtout sur ces *petites fistules borgnes internes* situées près du frein et qui sont une cause fréquente de réinoculation gonococcique.

III. Résultats obtenus. — En faisant le relevé de nos observations, nous avons trouvé 82 cas de blennorrhagies rebelles ou récidivantes causées soit par des rétrécissements congénitaux ou acquis, des malformations congénitales, ou des infections glandulaires. Sur ces 82 cas, 65, c'est-à-dire plus des deux tiers, ont été guéris par la *dilatation précoce et élevée* en une à quatre semaines. 23 cas ont subi la section du méat au galvanocautère : 11, la section d'un ou plusieurs rétrécissements à l'électrolyse circulaire ; tous les autres ont été soumis aux hautes dilatations. 11 ont subi ensuite l'uréthroscopie qui a permis de détruire des trajets anormaux, de sectionner des valvules, de cautériser des régions infiltrées.

Tous ces malades ont guéri sans complication, parfois même rapidement, de leur infection gonococcique, déjà ancienne ou récidivante.

De même que l'on doit toujours terminer le traitement d'une blennorrhagie même légère par quelques séances de dilatation, il en est de même, et à plus forte raison, dans les blennorrhagies rebelles et récidivantes.

Conclusions. — Les blennorrhagies rebelles et récidivantes sont dues ordinairement soit à un *rétrécissement congénital ou acquis*, soit à une *malformation congénitale* (méat étroit, trajet anormal, bride, valvule, sinus, hypospadias), soit à une *infection glandulaire* uréthrale ou périuréthrale (folliculites et périfolliculites, cowpérite, prostatite).

Le seul traitement à employer contre ces blennorrhagies est *la dilatation précoce et élevée :* pratiquée dès la deuxième ou troisième semaine, faite prudemment et progressivement, sans forcer, au moyen soit des bougies ou Béniqué, soit du Kollmann, et toujours associée à un grand lavage uréthro-vésical, elle apporte la guérison complète et définitive dans plus des deux tiers des cas. La *section d'un méat étroit, d'un anneau bride,* ou *rétrécissement, l'uréthroscopie,* peuvent être employés avec succès dans les autres cas.

INDICATIONS DE LA PROSTATECTOMIE

CHEZ LES PROSTATIQUES JEUNES

PAR

Le Docteur René LE FUR

Ancien Interne des Hôpitaux de Paris
Ex-Chirurgien de l'Hôpital Péan

Nous avons déjà, à plusieurs reprises [1], attiré l'attention sur les *prostatiques jeunes*. Cette catégorie de prostatiques âgés de quarante à soixante ans, qui voient apparaître de bonne heure les premières manifestations de prostatisme, soit qu'ils aient eu dans leurs antécédents des blennorrhagies multiples avec prostatites traînantes ou à répétition (prostatites chroniques prolongées de l'adulte) : c'est la *variété dure* de la prostatite chronique scléreuse et infectée, soit qu'ils présentent un terrain spécial prédisposé (arthritiques et congestifs veineux, sujets aux poussées congestives) : c'est la *variété molle et vasculaire* de prostatite aseptique.

Les symptômes qui permettent de reconnaître ces différentes variétés de prostatisme précoce sont souvent assez souvent vagues surtout au début, parfois même latents, et demandent toujours à être recherchés avec le plus grand soin, car ce sont eux qui permettront souvent de poser un diagnostic suffisamment précoce pour pouvoir intervenir en temps utile et obtenir aussi de beaux résultats thérapeutiques.

Symptômes du prostatisme. — Par analogie ou comparaison avec les petits symptômes du brightisme. *Ce sont*

---

1. R. LE FUR. Des prostatiques jeunes (Étude anatomique, clinique et thérapeutique). *Société de Médecine de Paris*, mai 1904 et *Progrès Médical*, mai 1904. Bull. de la Soc. d'Internat des Hôpitaux de Paris, juillet 1905. Traité de Médecine de Brouardel et Gilbert (Maladies des Voies urinaires inférieures et des organes génitaux de l'homme).

tous des symptômes d'ordre congestif ; congestion de la glande, des réseaux veineux sous-muqueux et intraprostatiques s'étendant bientôt à tout le territoire pelvien. Sous l'influence de ces poussées congestives, amenées la plupart du temps par une faute d'hygiène ou un écart de régime, la prostate augmente de volume, au point de doubler parfois pendant les périodes congestives. Le malade *sent sa prostate* d'une façon constante et fort pénible, comme *une boule*, un *corps étranger permanent dans le rectum.*

Un des premiers symptômes qui attirent l'attention du malade est une certaine *difficulté* et un *retard* de la miction. Le malade n'urine plus au premier appel de sa vessie, le jet est petit et bavant, la miction devient difficile, se fait en plusieurs fois, ne se termine pas franchement, et il r ste toujours une certaine quantité d'urine dans la vessie qui ne peut plus être facilement expulsée.

Puis apparaissent les autres petits symptômes du prostatisme : la *fréquence des mictions, surtout nocturnes, la gêne et la difficulté de miction la nuit et particulièrement au réveil l'impossibilité de vider la vessie,* qui entraîne comme conséquence la *rétention incomplète* et le *résidu vésical* après la miction. Celui-ci est indiqué par le cathétérisme qu'on doit toujours pratiquer à cette période, et qui permet ainsi de déceler de petits résidus de 20 à 50 grammes. Le résidu est au prostatique ce que l'albumine est au brightique, le sucre au diabétique. Il constitue une sorte de baromètre de l'état du malade, et permet d'établir la *courbe du prostatique jeune.*

Parfois peuvent survenir de petites crises passagères de *rétention aiguë*, dues à des poussées congestives.

Le *toucher rectal*, qui devra toujours être minutieusement pratiqué, permettra de se rendre compte du volume général de la glande, de sa consistance, de la variété dure ou molle des lésions prostatiques. On se rappellera à ce propos que *prostatique et hypertrophie ne sont pas nécessairement parallèles* et qu'une hypertrophie considérable peut n'avoir aucune signification du côté des voies urinaires, tandis qu'au contraire une prostate petite et dure peut s'accompagner de complications urinaires, précoces et graves. .

En résumé, poussées congestives multiples, crises douloureuses parfois très pénibles, installation d'un résidu vésical variable dans son apparition et dans son degré ; crises de rétention complètes ou incomplètes, à répétition, se compliquant bientôt d'infection, tel est le lot des prostatiques jeunes, leur avenir plus ou moins éloigné.

Il existe deux *formes anatomiques* bien distinctes chez les prostatiques jeunes : un type de *prostate dure* qu'on retrouve surtout dans les cas de prostatite infectée, la prostate est alors tantôt uniformément dure, tantôt plus souvent indurée par places, par segments correspondant aux glandes malades *(prostatite segmentaire)* ; la marche en est rapide et le pronostic mauvais : l'infection domine la scène ; un *type de prostate molle*, grosse, vasculaire, congestive (c'est le cas le plus fréquent). succédant ordinairement à une prostatite chronique, diffuse, aseptique et revêtant au point de vue histologique le caractère adéno-interne (prostatite diffuse) très souvent dans ce dernier cas, la section de la glande fait saillir hors de la capsule le parenchyme glandulaire, comme si celui-ci très gonflé était trop à l'étroit dans son enveloppe ; le tissu prostatique est mou, rosé, succulent : il existe souvent des kystes glandulaires par dilatation des culs-de-sac glandulaires et des calculs intraglandulaires.

Au point de vue clinique, cette variété de prostatite molle se caractérise par une prostatorrhée abondante, des poussées congestives et des hémorragies fréquentes.

L'évolution est rapide chez le *prostatique jeune*. Nous avons coutume de dire qu'ils *brûlent les étapes du prostatisme,* car ils entrent plus vite dans le prostatisme confirmé, et s'y enfoncent davantage. Cette évolution peut d'ailleurs revêtir des caractères différents suivant le sens dans lequel se fait l'augmentation de volume de la prostate, l'évolution vers le rectum entraînant surtout des phénomènes intestinaux et de la constipation, l'évolution vers l'urèthre et la vessie amenant au contraire de la rétention et des accidents urinaires.

L'*infection* survient précocement chez le *prostatique jeune*, surtout dans la variété de prostatite dure et scléreuse. Cette infection peut rester localisée à la prostate, donnant lieuà des abcès de la prostate à répétition, soit gagner l'appareil génital (déférentites et orchi-épididymites), la vessie (poussées de cystite) et même les reins (pyélonéphrite, voy. notre obs. III).

Enfin la *transformation néoplasique* est, croyons-nous, assez fréquente chez les prostatiques jeunes, surtout dans la variété molle, adénomateuse, celle qui s'accompagne de grosse prostate avec noyaux durs, de poussées congestives et d'hémorragies.

L'évolution néoplasique permet d'expliquer la marche rapide de l'affection dans un certain nombre de cas.

Quelles sont les **indications opératoires**, chez les prostatiques jeunes ? Les crises douloureuses à répétition, ainsi que les crises de rétention rapprochées, l'augmentation du résidu vésical et de la rétention chronique incomplète, surtout la persistance de l'infection au niveau de la prostate (abcès), sa propagation à l'appareil génital (orchi-épididymite), à la vessie (infection vésicale ou poussées de cystite), et surtout au rein (pyélonéphrite), la transformation néoplasique commanderont l'intervention et autoriseront l'ablation de la prostate.

Il faudra savoir prendre et imposer au malade une décision rapide, car l'on n'oubliera pas que l'évolution des lésions est ordinairement rapide, et le pronostic plutôt mauvais chez le prostatique jeune.

Deux objections ont été faites à la prostatectomie chez les prostatiques jeunes. La première dérive précisément de ce pronostic défavorable, même après l'opération ; dans certains cas malgré la prostatectomie, les troubles urinaires ont persisté ainsi qu'un certain degré de rétention incomplète. Nous croyons que ces insuccès ont été dus d'abord à ce que l'on a opéré trop tard dans ces cas, et ensuite à ce que l'on a choisi la voie basse au lieu de la voie haute. Il est très instructif à ce point de vue de comparer nos trois observations : dans les deux premières, nous avons opéré de bonne heure, à cause des crises douloureuses particulièrement violentes éprouvées par les malades, et nous avons fait une prostatectomie transvésicale ; la guérison a été rapide et complète. Notre troisième cas a été opéré tardivement, alors qu'il présentait depuis longtemps de l'infection vésicale, et une double infection rénale, et c'est la prostatectomie périnéale qui a été pratiquée : nous n'avons pu le sauver.

La deuxième objection que l'on fait à la prostatectomie chez les prostatiques jeunes, est que cette opération prive de leur génitalité des hommes encore jeunes, et qu'on n'a pas le droit de leur imposer cette mutilation à cet âge.

Nous n'acceptons pas plus cette deuxième objection, car outre que les prostatiques jeunes, souffrant de crises douloureuses, en proie à ces poussées congestives, ces crises de rétention, ces poussées de cystite, cette sensation persistante de corps étranger dans l'anus, songent bien peu à coïter, les essais de coït étant chez eux suivis en général d'une aggravation de leurs troubles urinaires, et un certain degré d'impuissance et de neurasthénie les caractérisant en général, nous verrons tout à l'heure qu'il est possible de conserver à ces malades leur génitalité, en employant certains procédés opératoires d'extirpation de la prostate, de préférence aux autres procédés qui suppriment cette génitalité.

Choix du procédé opératoire. — Quelle voie faut-il choisir pour opérer les prostatiques jeunes ? La voie périnéale ou la voie transvésicale ?

L'on sait que, dans ces derniers temps, la méthode transvésicale a gagné beaucoup de terrain sur sa rivale, la méthode périnéale, qui a d'abord joui de la faveur des chirurgiens français.

La prostatectomie périnéale semble avoir l'avantage d'une mortalité moins grande (7 p. 100) sur la prostatectomie transvésicale qui comportait alors une mortalité de 12 p. 100. D'un autre côté, la prostatectomie hypogastrique s'accompagnait d'hémorragies assez abondantes et permettait de faire un drainage moins efficace que la périnéale.

Mais dans ces derniers temps, surtout après les excellentes statistiques de Freyer (près de 500 cas) et de Pauchet d'Amiens (113 cas) qui accusent seulement de 5 à 7 p. 100 de mortalité pour la prostatectomie transvésicale, les chirurgiens français et étrangers ont pour la plupart abandonné la voie basse pour la voie haute. Bien que nous ayons parfois obtenu de bons résultats avec la prostatectomie périnéale, nous nous rangeons résolument parmi les partisans de la voie haute, au moins dans l'immense majorité des cas, et voici comment nous comprenons les indications opératoires chez les prostatiques jeunes, suivant les différentes variétés cliniques.

Chez les malades à prostate dure, scléreuse, atrophiée ou peu augmentée de volume, s'accompagnant d'infection prononcée, nous croyons qu'il vaut mieux opérer par la voie périnéale, parce que l'opération est plus facile, et que, d'un autre côté le drainage, est mieux assuré. Par la voie hypogastrique, l'énucléation de ces petites prostates scléreuses et adhérentes présente de grandes difficultés ; le drainage est moins bon, et d'un autre côté l'avantage qu'il y avait à opérer par la voix haute pour conserver la génitalité est problématique, car on détruit dans ces cas les canaux éjaculateurs : il ne s'agit plus ici en effet d'une énucléation comme dans les prostates adénomateuses, mais d'une extirpation de la prostate avec sa capsule, car le plan de clivage n'existe plus à cause des adhérences.

A part ces cas de petites prostates dures avec infection très prononcée — prostates qu'on pourrait d'ailleurs peut-être enlever en deux temps par la voie hypogastrique, après un drainage vésical préalable — toutes les autres variétés cliniques que l'on trouve chez les prostatiques jeunes doivent être opérées par en haut, et surtout la forme molle, adénomateuse, congestive, hémorragique. On procède à l'énucléation comme dans l'hypertrophie vraie, mais il faut savoir que cette dernière se pratique moins bien que dans le cas de gros et volumineux adénomes ; l'ablation de la prostate est souvent plus lente, plus pénible, le plan de clivage se trouve moins bien ; les hémorragies post-opératoires sont plus fréquentes et plus abondantes. Il faut procéder pour faire cesser l'hémorragie à un massage consciencieux et prolongé de la cavité prostatique que l'on pratique avec un doigt dans le rectum et un doigt dans la vessie. Ce procédé du massage vaut mieux que le tamponnement de la cavité prostatique. Ces hémorragies, qui sont parfois inquiétantes au moment de l'opération ou dans les deux jours qui suivent. s'arrêtent spontanément ; il ne faut donc pas s'en effrayer. L'important dans l'extraction transvésicale est de s'efforcer de rester en dedans de la capsule, et de ne pas enlever la prostate avec sa capsule : c'est la meilleure façon d'éviter les hémorragies.

Chez les prostatiques jeunes chez lesquels on soupçonne une transformation néoplasique, indiquée souvent par les douleurs, les indurations par endroits de la glande, les poussées congestives et hémorragiques, il faut opérer par la voie transvésicale, mais au lieu de faire l'extirpation extracapsulaire, comme dans les autres variétés, il faut enlever d'un bloc la prostate et sa capsule (extirpation intracapsulaire) pour faire l'ablation le plus large possible de tous les tissus malades.

L'hémorragie est plus importante, mais on obtient ainsi de meilleurs résultats éloignés.

C'est ainsi que nous avons procédé dans notre observation III et jusqu'à présent nous avons tout lieu d'en être satisfait.

Conclusions. — La prostatectomie est indiquée même chez les *prostatiques jeunes,* dans certaines formes soit de *prostate dure* avec *infection persistante* de la prostate (abcès), de la vessie (poussées de cystite), du rein (pyélonéphrite), soit de *prostate molle* avec poussées congestives, crises douloureuses intenses, du côté de la prostate ou de la vessie, *rétention* complète ou incomplète avec résidu important, enfin lorsqu'on soupçonne la *transformation néoplasique.*

Il ne faut pas oublier que l'évolution chez les prostatiques jeunes est rapide et que le pronostic est plutôt mauvais : ce sont des malades qui *brûlent les étapes du prostatisme.*

La voie à suivre pour enlever la prostate chez les prostatiques jeunes est la *voie haute, transvésicale,* qui permet de faire une énucléation plus complète, et de conserver souvent la génitalité chez des hommes encore jeunes, avantage important en l'espèce. La prostatectomie périnéale sera réservée aux seuls cas de petite prostate dure, scléreuse, s'accompagnant d'atrographie de la glande et d'infection prononcée. En cas de transformation néoplasique, il faudra pratiquer l'ablation intracapsulaire par la voie haute.

Deux cas de prostatectomie transvésicale chez des prostatiques jeunes nous ont donné deux succès. Un cas d'ablation par la voie périnéale nous a donné un insuccès.

OBSERVATIONS

Observation I. — S.... malade, quarante-cinq ans. Pas de blennorrhagie. Profession sédentaire. Depuis cinq à six ans, éprouve des phénomènes de prostatisme (fréquence nocturne, retard à la miction ténesme vésical, sensation de corps étranger dans la réaction, constipation). Depuis deux ans, poussées congestives fréquentes, petites hémorragies. 2 crises de rétention presque complètes. Résidu vésical constant de 60 à 150 grammes. Depuis six mois les troubles et difficultés de la miction augmentent. Prostate assez grosse, congestive, à 2 lobes, lisses, réguliers, douloureux par endroits. Prostatorrhée abondante. Urines claires. Les douleurs et troubles fonctionnels augmentant, le malade demande lui-même à ce qu'on lui enlève la prostate. Je lui fais la prostatectomie transvésicale intracapsulaire.

Hémorragie assez abondante au moment de l'opération, se calcine ensuite. Suites opératoires parfaites. Fermeture de la vessie au bout de trente-cinq jours. Tous les troubles et difficultés de la miction disparaissent après l'opération. État parfait. Géditalité conservée.

OBSERVATION II. — De B..., cinquante-trois ans. Jamais de blennorrhagie. Arthritique veineux, sujet aux poussées congestives et aux varices. Non obèse, depuis plusieurs années souffre de la prostate et de la vessie : besoins fréquents et impérieux, surtout la nuit (se lève 5 à 6 fois). Urines troubles très chargées en filaments. Prostate grosse au niveau de ses 2 lobes. Je le soigne d'abord par des massages instillation et dilatation qui est mal supportée. Spasme uréthral prononcé. La prostate s'améliore, diminue de volume ; les fréquences et douleurs s'atténuent. Amélioration notable pendant un an. A ce moment le malade est repris de ses douleurs et de ses fréquences (7 à 8 fois la nuit). Les douleurs deviennent intolérables, et procèdent par crises très intenses. Les urines sont toujours très troubles. Parfois un peu de sang. Résidu vésical : 2 à 300 grammes.

La prostate a beaucoup augmenté de volume, le malade la sent au niveau de l'anus et du rectum comme une boule, corps étranger perpétuel. Elle a bien doublé de volume. Certaines parties de la prostate sont dures à l'intérieur, mais ces parties sont recouvertes par une partie très vasculaire qui s'imbibe de sang comme le ferait une éponge. Le malade ayant notablement maigri, je soupçonne une transformation néoplasique.

Le malade réclame à grands cris l'opération. Je la lui pratique en mai 1908. Prostatectomie transvésicale extracapsulaire. Hémorragie abondante. Tamponnement de la cavité prostatique. Le malade saigne pendant huit jours. Fermeture de la vessie en quarante jours. Guérison complète. Le malade se trouve parfaitement bien, ne souffre plus, n'urine plus fréquemment, n'attend plus pour uriner. Il a engraissé. En somme c'est un succès complet. La prostate pesait 55 grammes.

OBSERVATION III. — C..., trente-six ans, première blennorrhagie depuis douze ans. Double orchite. Depuis quatre ans difficulté à uriner et retard à la miction, fréquence nocturne. On pratique 2 uréthrotomies au malade, sans modifier son jet qui *est toujours filiforme*. Prostate présente 2 lobes nettement séparés, lisses et très durs, 150 à 200 grammes de résidu vésical. Urines troubles contiennent 1 gramme d'albumine par litre. Dilatation du canal qui présente encore 2 rétrécissements (n° 14) par des Béniqué jusqu'à 54. Le jet reste toujours filiforme. L'explorateur accuse des bosselures au niveau de l'urèthre prostatique et une barre au niveau du col. Seul le coït, en décongestionnant et en évacuant la prostate, procure au malade un jet d'urine plus fort.

Le malade présente à un certain moment une série de poussées d'infection rénale, dont quelques-unes graves. L'infection de la vessie a gagné les deux reins : on sent ceux-ci gros et douloureux.

Je me décide, devant l'aggravation de l'état général, et l'inutilité des traitements locaux à pratiquer la prostatectomie périnéale, à cause de l'infection. Après avoir fait une boutonnière uréthrale de 2 centimètres, j'essaie d'introduire mon index et mon petit doigt dans l'urèthre postérieur, mais sans y arriver : le doigt est complètement entouré de toutes parts par des tissus durs, inextensibles. Je morcelle alors les deux lobes de la prostate, ceux-ci sont tellement durs que je suis obligé de sculpter l'urèthre prostatique comme dans du bois ; le tissu scléreux crie sous les ciseaux et saigne très peu. J'enlève une très petite quantité de tissu prostatique. Ce n'est qu'après avoir enlevé les deux lobes que je puis mobiliser et abaisser le col vésical, et vider un bas-fond vésical contenant une assez grande quantité d'urine très purulente.

Huit jours après l'opération, le malade meurt avec tous les symptômes de l'urémie et une anurie presque complète.

L'*Examen histologique de la prostate enlevée* (poids 15 grammes) montre un développement énorme du tissu fibro-musculaire qui a complètement envahi toute la glande : le tissu glandulaire est plutôt atrophié et a par endroits subi la transformation kystique.

PATHOGÉNIE ET TRAITEMENT

DE

L'INCONTINENCE NOCTURNE D'URINE

PAR

Le Docteur René LE FUR

Ancien Interne des Hôpitaux de Paris
Ex-Chirurgien de l'Hôpital Péan

L'*incontinence nocturne d'urine*, dite encore *essentielle*, ou mieux nommée *miction involontaire nocturne*, reste encore une des questions les plus embrouillées de la pathologie urinaire. Aussi croyons-nous utile d'en rapporter ici un certain nombre de cas, qui nous permettront de formuler quelques conclusions au point de vue de la pathogénie et du traitement de cette affection.

En dehors des cas classiques et bien connus d'incontinence nocturne d'urine, il nous a été donné d'observer quelques malades plus intéressants au point de vue qui nous concerne, et sur lesquels nous insisterons davantage : nous voulons parler : 1° de cas d'incontinence nocturne persistant chez des adolescents et même chez des adultes, nerveux mais non dégénérés, malades chez lesquels il nous a été plus facile d'étudier et d'analyser le symptôme en question que chez des enfants ne donnant aucun renseignement. Insistons sur ce fait que, contrairement à l'avis d'un certain nombre d'auteurs qui voudraient faire de l'incontinence nocturne d'urine un stigmate absolu de dégénérescence, nous nous sommes trouvé enface de jeunes gens nullement dégénérés, mais au contraire intelligents, actifs et parfaitement développés ; 2° de cas d'incontinence nocturne d'urine associée à l'incontinence des matières fécales toujours chez des gens normaux, non dégénérés. Ces derniers cas sont, à notre avis, très intéressants, car, comme nous le montrerons plus tard, ils relèvent de la même pathogénie qu'ils contribuent à éclairer, tout revenant en somme ici à un défaut d'éducation des sphincters, dont la fonction est déséquilibrée par rapport à celle des réservoirs, d'où la nécessité, pour obtenir la guérison, de refaire l'éducation de ces sphincters. Si ces cas d'incontinence des matières fécales associée à l'incontinence d'urine sont plus rares dans la pratique, c'est que l'éducation du sphincter anal se fait bien plus facilement et d'une façon plus précoce, ce qui tient à la sensibilité moindre du réservoir rectal d'une part, et d'autre part à la puissance plus grande du sphincter anal.

Nous allons d'abord donner très résumées nos observations, puis nous conclurons par une étude sur la pathogénie et le traitement de l'incontinence nocturne d'urine.

OBSERVATION I. — W..., jeune homme de dix-huit ans, appartient à une famille de nerveux, nerveux lui-même, mais non dégénéré, intelligent et actif. Hyperhydrose plantaire et palmaire. Deux frère et sœur qui n'ont jamais présenté d'incontinence nocturne. A toujours uriné la nuit au lit. Le jour, mictions normales, non fréquentes. Polyurie marquée la nuit : ce jeune homme rend la nuit une quantité d'urine deux fois plus considérable que pendant le jour, bien qu'il boive très peu le soir. Autrefois « quand il était enfant », il rêvait beaucoup la nuit, et il rêvait souvent qu'il urinait. Sa famille ne l'a jamais grondé ni puni à propos de son infirmité. Depuis plusieurs années, il dort d'un sommeil très profond et ne rêve plus. Je le vois une première fois en 1907; l'exploration montre un sphincter fortement contracté, spasmodique, un urèthre postérieur très sensible, et au niveau du bulbe un très léger anneau de rétrécissement congénital, laissant passer l'explorateur a boule olivaire no 20, le malade n'ayant jamais eu de blennorrhagie. Quelques séances de dilatation, puis d'instillation et d'électrisation du sphincter supprimèrent l'incontinence nocturne pendant trois semaines. Puis survient une rechute. Je me décidai alors à faire l'éducation de ses sphincters. Deux fois par nuit, le malade prit l'habitude de se réveiller de lui-même, puis plus tard une seule fois, et il urinait alors, vidant complètement sa vessie. Pour frapper en même temps son imagination, et permettre à son cerveau de continuer à jouer, même pendant le sommeil, son influence inhibitrice, je l'avertis que s'il n'était pas guéri dans l'espace de quinze jours, je me verrais obligé de lui faire une opération, chose qu'il redoutait par-dessus tout. Le traitement a duré un mois. Depuis ce moment, ce malade est resté guéri. A peine a-t-il présenté depuis, pendant une ou deux nuits, un peu d'incontinence, que j'ai fait rapidement disparaître en reprenant la méthode d'éducation rationnelle des sphincters, et en la complétant par quelques séances d'électrisation statique.

OBSERVATION II. — G.., jeune fille de dix-sept ans. Parents nerveux, un frère atteint d'incontinence nocturne. Deux autres frère et sœur normaux. Caractère renfermé et taciturne. Véritables crises de mutisme au moment de la puberté et qui me permettent de soupçonner un léger degré d'hystérie, bien que par ailleurs cette jeune fille soit pondérée, intelligente, et parfaitement équilibrée. Incontinence nocturne d'urine associée à l'incontinence des matières fécales, cette dernière non constante d'ailleurs et survenant soit la nuit, soit même plus rarement le jour. Dans ce dernier cas, l'incontinence d'urine se produit en même temps. A l'examen on constate une certaine faiblesse des sphincters de la vessie et de l'anus. Traitement : quelques séances d'électrisation, rééducation des sphincters anal et vésical, régulière et progressive. Petites rechutes, puis guérison définitive en deux mois.

OBSERVATION III. — R..., jeune fille de seize ans et demi, dont l'histoire se calque presque sur l'observation précédente. Incontinence des matières fécales associée à l'incontinence nocturne d'urine, presque constante la nuit, assez fréquente le jour. Par suite du refus de la famille de laisser examiner et traiter cette jeune fille, l'infirmité persiste de nombreuses années, malgré tous les traitements internes ou mécaniques employés (belladone, strychnine, appareil d'occlusion, etc.) Cette jeune fille semble condamnée à garder sa double infirmité.

OBSERVATION IV. — Homme de trente-trois ans, ayant pissé très tard au lit, puis guéri de son incontinence vers l'âge de quatre ou cinq ans en est repris, après une crise intense de neurasthénie succédant à une poussée d'uréthro-prostato-cystite. Les urines étant assez troubles, je me demandais s'il ne s'agissait pas là d'une de ces incontinences nocturnes symptomatiques d'une lésion vésicale ou rénale. Mais les urines étant devenues tout à fait claires, l'incontinence nocturne persista, bien que moindre. Il fallut pour en arriver à la guérison employer la dilatation uréthrale avec massage sur béniqué, quelques séances d'électrisation et, en dernier lieu, une psychothérapie longue et minutieuse pendant laquelle on a pu réaliser l'éducation des sphincters.

OBSERVATION V. — I..., jeune homme de vingt-deux ans, névropathe, appartenant à une famille de nerveux, mais n'offrant aucun symptôme de dégénérescence, actif, intelligent, éveillé, de tempérament ardent, mais bien équilibré, présente depuis l'enfance de l'incontinence nocturne d'urine ; quelques frères et sœurs atteints de la même infirmité. Le jour, mictions assez fréquentes, sans cystite. A suivi toutes sortes de traitements internes (belladone, rhus aromatica, bromures) hydrothérapie, électrisation sous toutes les formes, cathétérisme, instillations, injections épidurales. Tous ces traitements ont amené des améliorations momentanées, et la disparition temporaire de l'incontinence nocturne. La guérison complète et définitive ne survient qu'après un traitement assez prolongé de rééducation de ses sphincters vésical et uréthral, consistant à faire uriner le malade moins souvent le jour, en l'obligeant à garder une quantité d'urine de plus en plus grande dans la vessie, et à le faire se relever plusieurs fois la nuit, pour vider sa vessie et uriner volontairement, empêchant ainsi pendant plusieurs semaines toute miction nocturne involontaire.

Pathogénie. — Nous croyons qu'il n'y a pas *une*, mais *des* incontinences nocturnes d'urine relevant de pathogénies variables, et susceptibles par conséquent de traitements différents. La miction n'est pas en effet un acte physiologique simple, comme on semble parfois le croire, mais au contraire un acte très compliqué, et il est permis peut-être de dire que si les médecins s'étaient plus inspirés des données physiologiques en étudiant la pathogénie et le traitement de l'incontinence nocturne d'urine, moins d'erreurs et de contradictions eussent embrouillé cette question déjà très complexe par elle-même.

Il est nécessaire, au point de vue anatomique et physiologique, de distinguer bien nettement deux choses dans la miction : 1° *le réservoir vésical* dans lequel l'urine s'accumule ; 2° *le ou mieux les sphincters* qui servent à l'occlusion de ce réservoir.

Du côté du réservoir, il pourra exister une hyperexcitabilité qui empêchera l'urine de s'accumuler, et favorisera l'évacuation spontanée de l'urine, surtout la nuit où le sphincter uréthral soumis à l'influence de la volonté jouant un rôle moins efficace, l'urine pourra être plus facilement expulsée sous forme de miction involontaire. Cette hyperexcitabilité provient-elle de la muqueuse ou de la tunique musculaire ? Nous serions plus porté à adopter cette dernière hypothèse. On sait en effet, depuis que l'a établi M. le Dr Guyon, que le besoin d'uriner est dû à la tension de la poche musculaire vésicale ; la vessie a ainsi une sensibilité musculaire propre qui se trouve exagérée dans les cas d'hyperexcitabilité du réservoir. Mais ce sont surtout les sphincters dont le mauvais fonctionnement joue, à notre avis, un rôle prépondérant dans l'incontinence nocturne d'urine. Ils sont au nombre de deux : l'un composé de fibres lisses, le *spincter vésical*, entourant le col de la vessie et soumis exclusivement à l'action réflexe ; l'autre strié, le *spincter uréthral* soumis à l'influence cérébrale, le vrai *concierge* de la miction comme on peut l'appeler, celui en définitive dont dépend le phénomène de la miction, car aucune goutte d'urine ne peut passer qu'elle n'ait l'approbation pour ainsi dire du sphincter strié de l'urèthre.

A quoi servent exactement des deux sphincters lisse et strié, dans le phénomène de la miction ? Voilà ce qu'il importerait d'établir d'une façon précise si l'on voulait en déduire la physiologie pathologique de l'incontinence nocturne d'urine.

On connaît les *trois phases de la miction*, pendant lesquelles chacun les sphincters a un rôle, une mission à remplir ; or, ce rôle et cette mission sont remplis d'une façon insuffisante ou même nulle dans l'incontinence nocturne, comme nous allons pouvoir nous en rendre compte.

Dans le premier temps qui précède et prépare la miction, peut-on dire, l'urine s'accumule dans le réservoir vésical, retenue dans ce réservoir par la contraction du sphincter lisse entourant le col de la vessie.

Dans un second temps, l'urine, par sa pression et sous l'influence des contractions de la vessie, arrive dans l'urèthre postérieur, où elle provoque le besoin pressant et impérieux d'uriner ; mais le sphincter uréthral strié qui veille se contracte, ainsi que la prostate, organe musculo-glandulaire qu'il traverse, et force ainsi l'urine à remonter dans le réservoir vésical, au-dessus du col de la vessie. Pendant un temps plus ou moins long, variable suivant les sujets et la force du sphincter uréthral, l'urine reprend contact avec la muqueuse de l'urèthre postérieur où elle fait renaître le besoin d'uriner, puis reflue dans la vessie. Enfin, dans le troisième et dernier temps de la miction, le sphincter uréthral se laisse forcer par la colonne d'urine qui s'appuie sur lui de toutes les forces de son poids doublé par les contractions énergiques du réservoir vésical.

Voyons maintenant quelles sont les modifications qui, dans ces trois phases successives de la miction, peuvent entraîner l'incontinence d'urine.

1° *Pendant le premier temps* (retenue de l'urine dans le réservoir vésical par contraction du sphincter lisse de la vessie), il est bien certain que l'atonie ou l'insuffisance de ce sphincter, de même que l'hyperexcitabilité du réservoir, peut entraîner l'incontinence. Que se passe-t-il en effet dans ce cas ? L'urine pour ainsi dire ne reste plus dans la vessie ou s'y trouve contenue pendant très peu de temps ; le premier obstacle à l'expulsion de l'urine se trouve donc annulé ou tout au moins très diminué, et comme le sphincter uréthral strié, se trouvant sous la dépendance de la volonté et du cerveau, offre beaucoup moins de résistance pendant le sommeil qu'à l'état de veille, l'on comprend qu'une miction involontaire puisse se produire la nuit sans que le malade en ait conscience. On voit donc la grande importance que possède le sphincter lisse vésical. On sait d'ailleurs que la destruction du centre médullaire qui l'innerve produit aussitôt l'incontinence d'urine. Malheureusement, nous ne connaissons pas la résistance normale que doit offrir le sphincter vésical lisse, autrement dit quelle quantité d'urine accumulée dans la vessie suffit à le forcer. Des expériences physiologiques n'ont pas été faites à ce point de vue. Mais ce qu'on peut affirmer, c'est que ce sphincter est insuffisant chez les incontinents.

2° *Pendant le second temps ou temps d'attente de la miction* (contact de l'urine avec la muqueuse de l'urèthre postérieur qui éveille le besoin impérieux d'uriner, puis refoulement de l'urine dans le réservoir vésical), des modifications tenant surtout à la sensibilité de la muqueuse de l'urèthre postérieur peuvent encore expliquer la miction involontaire : soit *l'anesthésie de cette muqueuse*, qui empêche de sentir le besoin d'uriner et par conséquent ne permet pas le refoulement de l'urine dans la vessie, d'où miction inconsciente dès que la pression de l'urine sera suffisante pour forcer la résistance du sphincter strié ; soit au contraire l'*hyperesthésie de la muqueuse de l'urèthre postérieur* qui éveille à chaque instant des besoins impérieux et pressants d'uriner, contre lesquels le sphincter uréthral strié devient impuissant à lutter.

3° *Le troisième temps, ou temps terminal de la miction* (ouverture du sphincter strié de l'urèthre qui finit par céder), se produit plus ou moins tardivement, on le conçoit facilement, suivant la résistance du sphincter strié. Chez le nouveau-né et l'enfant qui ont, pour ainsi dire, une évacuation automatique de l'urine, le sphincter strié résiste très peu. Mais, en général, nous arrivons par l'éducation et la volonté à retenir notre urine un temps souvent fort long, à retarder par conséquent la troisième phase de la miction, en éduquant et fortifiant notre sphincter uréthral, muscle strié sous la dépendance de notre volonté et de notre cerveau. Chez l'incontinent au contraire, il existe de l'atonie du sphincter uréthral ; ce sphincter peut être faible, soit par arrêt de développement, soit plus souvent parce qu'il est *mal ou insuffisamment éduqué*. D'après ce que nous venons de dire, l'enfant, tout d'abord incontinent, doit pour arriver à la continence, c'est-à-dire à la miction volontaire et commandée, faire une véritable éducation de ses deux sphincters, et surtout de son sphincter strié ; c'est ordinairement sa nourrice ou sa famille qui procède à cette éducation d'une façon inconsciente et progressive. Mais si celle-ci est mal faite ou insuffisamment faite, alors persiste l'incontinence nocturne. Si cette éducation, faite une première fois, se trouve détruite ou entravée par un déséquilibrement du système nerveux qui vient bouleverser les différents termes de la fonction miction, alors on peut voir chez un enfant ou un jeune homme qui était devenu continent réapparaître l'incontinence nocturne.

En somme, nous pouvons conclure de cette étude pathogénique, que l'incontinence nocturne d'urine, seule ou associée à l'incontinence des matières fécales, est le plus souvent due à un vice ou à un défaut d'éducation des réservoirs et des sphincters, ou encore à un défaut de fonctionnement parallèle des uns et des autres.

En ce qui concerne spécialement l'incontinence nocturne d'urine, il est assez difficile de faire la part exacte de ce qui revient au sphincter vésical lisse et au sphincter uréthral strié. Tous les deux ont certainement un rôle important dans le phénomène de la miction ; ce qui le démontre, c'est la remarque suivante : au moment de la mort, ont lieu des émissions d'urine et de matières fécales dues à l'incontinence des sphincters striés, par suite de leur paralysie. Mais toute l'urine contenue dans la vessie ne s'écoule pas ; le sphincter vésical lisse suffit à en retenir une grande partie ; d'autre part, le fait pour les incontinents de perdre leurs urines la nuit seulement montre bien le rôle prépondérant joué par le sphincter-strié de l'urèthre ; suffisant à l'état de veille, alors qu'il subit au maximum l'influence du cerveau et de la volonté, il devient insuffisant la nuit, alors que le cerveau est endormi, et que seule l'action réflexe persiste du côté du sphincter lisse.

Avant de quitter ce terrain de la pathogénie, nous voudrions dire un mot du *rêve mictionnel*. Nous ne le comprenons pas à la façon de Janet, qui voit dans l'incontinence une conséquence des préoccupations perpétuelles de l'enfant persécuté par sa famille ou son entourage et obsédé au point qu'il finit par en rêver. Ce cas peut se produire évidemment, mais nous croyons que plus souvent l'enfant incontinent, qui est fréquemment un ardent, un *exubérant*, comme l'a très bien dénommé Bazy, continue ses jeux en rêve, il continue à vivre sa vie habituelle pendant son sommeil, et de même qu'il lui arrive parfois de s'oublier pendant ses jeux, et d'uriner dans ses culottes, de même cela lui arrive pendant la nuit et plus facilement encore, puisque sa volonté et son cerveau sont endormis. Souvent aussi ces enfants rêvent qu'ils accomplissent un acte qui, à l'état de veille, est toujours lié pour eux à la miction (boire ou se laver les mains par exemple) et alors ils urinent involontairement. Chez ces enfants, d'ailleurs, pollakiuriques le plus souvent pendant le jour, la vessie est un véritable esthésiomètre et ne peut contenir plus d'une certaine quantité d'urine. Tel est le rêve mictionnel tel que nous le comprenons et qui peut expliquer un certain nombre de mictions involontaires nocturnes. Le rêve a été dans ce cas le point de départ d'une incontinence qui peut être corrigée par une éducation raisonnée, comme nous allons le voir. Mais il est à noter qu'au bout d'un certain temps ces enfants, qui sont devenus des incontinents en rêve et par rêve, ne rêvent plus ; l'habitude est dès lors prise, et ils la conserveront tant que de nouvelles habitudes ne leur auront pas été inculquées par une éducation inconsciente ou raisonnée.

Traitement. — Les longs développements dans lesquels nous venons d'entrer à propos de la pathogénie nous permettront d'être bref et d'établir un traitement rationnel de l'incontinence nocturne d'urine.

Il s'agira d'abord de reconnaître la variété d'incontinence, puisque nous avons vu qu'il en existait plusieurs ; en cas de rétrécissement congénital, bien explorer le canal et le dilater avec soin, l'incontinence disparaîtra ; il faudra rechercher ensuite s'il s'agit d'une insuffisance ou d'un arrêt du développement, auquel cas l'on sera assez désarmé. Dans le cas contraire, il faut se demander si c'est le réservoir ou les sphincters qui sont malades.

I. Du côté du *réservoir vésical*, dans le cas d'hyperexcitabilité, de contracture ou spasme du muscle vésical, l'on pourra employer les calmants (belladone, rhus aromatica, bromure) et la distension progressive du réservoir. Dans le cas de sensibilité exagérée des muqueuses du col de la vessie et de l'urèthre postérieur, les instillations, le cathétérisme, l'électrisation seront indiqués.

II. Du côté *des sphincters*, il sera bon de se rendre compte lequel, du sphincter *lisse* ou *strié*, est faible et insuffisant, et dans ce cas de les tonifier et de les fortifier. La strychnine, le cathétérisme avec ou sans instillations, et surtout l'électrisation donneront souvent d'excellents résultats. A côté de l'électrisation faradique, nous avons souvent employé la galvanisation qui nous a procuré plusieurs guérisons, notamment sous la forme de dilatations électrolytique aux Beniqués. Il s'agit de faire retrouver aux sphincters le *sens musculaire* qu'ils ont perdu. En cas d'échec de ces moyens, la méthode des injections épidurales (Cathelin) ou celle des injections rétrorectales (Jaboulay) ont permis d'obtenir de nombreuses guérisons.

Mais, à notre avis, il faut surtout s'efforcer dans tous les cas de faire ou de refaire *l'éducation de la miction,* lorsque celle-ci a été nulle, insuffisante ou mauvaise. L'incontinence nocturne d'urine étant un déséquilibrement de la fonction miction, il importe de rétablir cette fonction à l'état normal. Cette éducation de la miction peut se faire soit d'une façon *inconsciente* (hypnotisme) soit plutôt d'une façon *rationnelle* (psychothérapie) que nous avons souvent employée avec le plus grand succès, surtout chez des enfants ou des jeunes gens d'un certain âge.

Il s'agit dans ces cas de refaire l'éducation des sphincters et des réservoirs : on l'obtient en s'efforçant de diminuer le pouvoir réflexe de la moelle, et d'augmenter le pouvoir d'inhibition du cerveau ; tous les procédés qui tendront à obtenir ces deux résultats seront indiqués.

A la vérité, toutes les méthodes thérapeutiques dirigées contre l'incontinence nocturne d'urine ont obtenu des succès parce que, nous le répétons encore, l'incontinence nocturne n'est pas une, mais multiple. D'un autre côté, nous croyons fermement que toutes les méthodes thérapeutiques, qui comptent des succès à leur actif, agissent, que nous nous en rendions compte ou non, dans le sens de l'éducation parallèle des sphincters et des réservoirs. Nous ajouterons même que ces méthodes sont pour nous d'autant meilleures qu'elles réalisent cette éducation d'une façon plus parfaite. Aucune méthode ne doit donc être employée d'une façon exclusive. On doit adapter chaque méthode thérapeutique à chaque cas, après en avoir fait une étude pathogénique sérieuse. Les succès thérapeutiques seront plus ou moins grands, suivant l'intensité des cas traités, et suivant la valeur éducatrice de la méthode employée.

Conclusions. — L'incontinence nocturne d'urine n'est pas une, mais *multiple*, relevant de causes diverses et de pathogénies variables : celles-ci se déduisent d'une étude physiologique très approfondie de la miction, ainsi que de l'observation attentive de certains cas d'incontinence nocturne d'urine persistant chez des adolescents, et s'accompagnant parfois d'incontinence de matières fécales chez des individus intelligents et non dégénérés, mais émotifs et nerveux. La *pathogénie* est donc très variable : hyperexcitabilité du réservoir vésical et de l'urèthre postérieur ; atonie du sphincter uréthral ou anesthésie du sens musculaire de ce sphincter. L'explication la plus plausible chez de nombreux enfants, les exubérants notamment (Bazy), est celle du *rêve mictionnel*, non tel qu'on l'entend d'ordinaire, mais la fréquence et la facilité des rêves chez certains enfants qui continuent à vivre leur vie ordinaire pendant leur sommeil ; ce sont des rêveurs endurcis et profonds, chez lesquels le cerveau, centre d'inhibition, n'agit plus, la moelle, autre réflexe, restant seule en scène, sans frein d'aucune sorte. Toutes ces pathogénies peuvent et doivent se résumer en un mot : il s'agit là *d'un défaut d'éducation des réservoires et des sphincters*, ou plutôt d'un manque de fonctionnement parallèle des uns et des autres ; c'est ce vice, ce défaut ou cette insuffisance d'éducation de la miction, qu'il s'agit de modifier et de combattre.

La *thérapeutique* doit donc être orientée vers *l'éducation de la miction,* fonction qui se trouve déséquilibrée. Aussi comprend-on que la *suggestion (éducation inconsciente),* ou la *psychothérapie (éducation rationnelle)* de cette fonction doit être employée sous toutes ses formes ; c'est ainsi d'ailleurs qu'agissent toutes les méthodes thérapeutiques dans l'incontinence nocturne d'urine, avec un plus ou moins réel succès, suivant l'intensité des cas traités et suivant la valeur éducative des procédés employés.

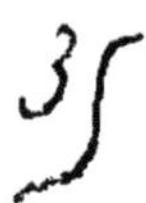

PUBLICATIONS DU Dᵣ LE FUR

Complications et Traitement de la Blennorrhagie. *Mémoire lu à la Réunion plénière des trois Sociétés de Médecine de Paris, Médico-Chirurgicale, de Médecine et de Chirurgie pratiques, et Progrès Médical, 24 Décembre 1907.*

L'électrolyse circulaire dans les Rétrécissements anciens et traumatiques de l'urèthre. *Association Française d'Urologie, Paris 1907.*

Des uréthrites interstitielles chroniques. *Association Française d'Urologie, Paris 1903.*

Des rétrécissements inflammatoires de l'urèthre postérieur. *Annales des Maladies des organes genito-urinaires, 1ᵉʳ Janvier 1905.*

Un nouvel uréthroscope. *Association Française d'Urologie, Paris 1903.*

Étude des Prostatites chroniques (Prostatite latente). *In thèse, Lecomte, Paris, Mai 1902.*

Des prostatites chroniques (Diagnostic et Traitement). *Association Française d'Urologie, Paris 1902.*

Des prostatites chroniques simulant l'hypertrophie de la prostate. *Association Française d'Urologie, Paris 1903.*

Des prostatites intestinales. *Association Française d'Urologie, Paris 1903.*

La prostatite des rétrécis. *Association Française d'Urologie, Paris 1905.*

Indications et contre-indications du Massage de la Prostate. *Association Française d'Urologie, Paris 1906.*

Abcès volumineux de la prostate guéri par le massage. *Association Française d'Urologie, Paris 1903.*

Des suppurations prostatiques. *Association Française d'Urologie, Paris 1907.*

Arthropathies d'origine prostatique. *Association Française d'Urologie, Paris 1906.*

Des méthodes conservatrices et de la Prostatectomie dans le Traitement des Prostatiques. *Association Française d'Urologie, Paris 1901.*

Sur deux cas de Prostatectomie par la voie périnéale. *Association Française d'Urologie, Paris 1902.*

Des Prostatiques jeunes. *Société de Médecine de Paris et Progrès Médical, 7 Mai 1901.*

Des Prostatiques jeunes (Étude pathogénique, clinique et thérapeutique). *Bulletin de la Société de l'Internat des Hôpitaux de Paris, Juillet 1905.*

Masseur mécanique et électrique de la prostate. *Association Française d'Urologie, Paris 1902.*

Spermatocystite chronique. Guérison après orchiépididymite, avec abcès et sphacèle du testicule. *Association Française d'Urologie, Paris 1905.*

Herpès génital compliqué d'uréthrite herpétique, aseptique et de prostatite subaiguë. *Annales des maladies génito-urinaires, Paris 1896.*

Trois cas de Lithotritie. *Annales des maladies génito-urinaires, Paris 1896.*

Des ulcérations vésicales et en particulier de l'Ulcère simple de la vessie. *Thèse de Paris 1901. 1 volume de 800 pages avec 12 planches.*

Des cystites rebelles dues à l'ulcère simple de la vessie. *Association Française d'Urologie, Paris 1903.*

De la dilatation électrolytique. *Association Française d'Urologie, Paris 1902.*

Traitement du varicocèle par l'électrisation des veines du scrotum. *Association Française d'Urologie, Paris 1902.*

Plaie de la face antérieure de l'estomac. Gastrotomie et suture. Guérison. *Presse médicale, 1899.*

Infection gonococcique dans un rein déjà atteint d'hydronéphrose aseptique. Pyonéphrose gonococcique. Néphrectomie. Guérison. *Association Française d'Urologie, Paris 1901.*

Néphrectomie dans un cas de rein mobile atteint de tuberculose. *Association Française d'Urologie, Paris 1902.*

De la tuberculose rénale et de sa guérison spontanée. *Association Française d'Urologie, Paris 1903.*

L'Anurie dans la tuberculose rénale. *Association Française d'Urologie, Paris 1907.*

Trois cas d'hydronéphrose dite intermittente. *Association Française d'Urologie, Paris 1906.*

Bourges. — Imprimerie Tardy-Pigelet, rue Joyeuse, 15.